I0407029

Zelfgemaakte insectenwerende middelen

The Ultimate Guide: 40 natuurlijke zelfgemaakte insectenwerende middelen voor muggen, mieren, vliegen, kakkerlakken en voorkomende plagen

The Ultimate Guide: 40 natuurlijke zelfgemaakte insectenwerende middelen

Inhoudsopgave

The Ultimate Guide: 40 natuurlijke zelfgemaakte insectenwerende middelen

The Ultimate Guide: 40 natuurlijke zelfgemaakte insectenwerende middelen

Inleiding

Zomertijd voorspelt vaak het begin van de bug seizoen. De last begint met onophoudelijke zoemen en bijten door de muggen. U zult ook zien de griezelige kruipende insecten zoals kakkerlakken en mieren. Kakkerlakken veroorzaken verontreiniging van levensmiddelen, keukengerei en oppervlakken waarop ze kruipen. Er zijn de stekende insecten zoals bijen en wespen die leiden een ernstige allergische reactie tot kunnen.

Schadelijke insecten zijn vaak een vertrouwd onderdeel van het huis en zal worden gevonden onder het tapijt, in spleten en scheuren, kasten en bijna overal in het huis. De insecten zullen worden op zoek naar onderdak, voedsel en zelfs warmte in het huis. Deze plagen kunnen blijken te zijn een grote overlast in de woning. Ze kunnen leiden tot ziekten zoals voedselvergiftiging, West-Nijl virus, malaria, huiduitslag, onder andere ziekten.

Om te controleren op ongedierte, heeft de eerste interventie te maken met hen in het huis niet uit te nodigen. Het huis moet worden schoongehouden. Houdt voedsel opgeslagen in containers en gemorste voedselproducten weg te dweilen.

Nochtans, zelfs met de beste inspanningen om het huis schoon te houden, de insecten zullen altijd een manier vinden in het huis. De conventionele manieren om het wegwerken van de insectenplagen is door het gebruik van insecticiden en insectenwerende afweermiddel die snel en doeltreffend. De chemische stoffen in deze producten kunnen gevaarlijke en persistent zijn in de directe omgeving van het huis.

Veiligheid is belangrijk. U wilt om zich te ontdoen van deze plagen en het doel te bereiken in de veiligst mogelijke manier. Consumentenrapporten geven aan dat slechts 23 procent van het insect afweermiddel en insecticiden in de markt voor kinderen veilig zijn.

Natuurlijke en zelfgemaakte producten zijn de veiligste weddenschap in het afschaffen van de binnenvallende insecten. Ze kunnen thuis worden gemaakt tegen een fractie van de kosten van een aantal van de conventionele producten. Ingrediënten zijn gemeenschappelijke koken artikelen en kruiden die insecten afstoten eigenschappen bevatten.

De zelfgemaakte producten zijn even effectief en kunnen worden gebruikt in het huis en bij openlucht kamperen en wandelen. U vindt ze handig vooral als je niet een fan van de giftige stoffen.

Hoofdstuk 1:

Waarom gaan alle natuurlijke

Het traditionele gebruik van insectenwerende middelen de plant gebaseerd kan worden teruggevoerd tot vele generaties terug. De plant afweermiddelen hebben gebruikt om mensen te beschermen tegen insectenbeten en gastheer op zoek naar parasieten.

De ontdekking van nieuwe plantaardige insectenwerende middelen is sterk afhankelijk van de etnobotanie. Studies zijn verricht door de jaren heen en hebben gehandeld als een waardevolle hulpbron. De Etnobotanische studies hebben geïnformeerd over de ontwikkeling van nieuwe natuurlijke of zelfgemaakte producten.

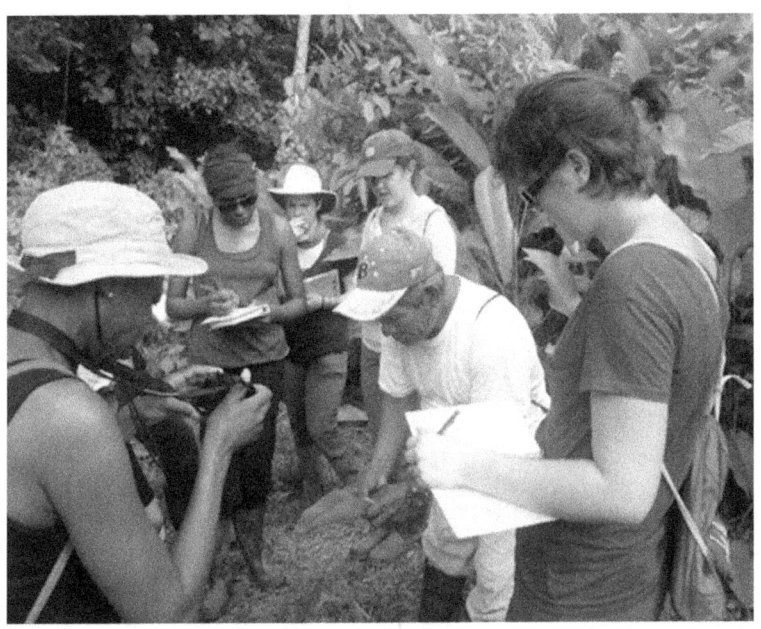

Fig: Etnobotanische studie hebben de planten inleven insectenwerend middel eigenschappen. Hoffelijkheid van itec-edu.org

Etnobotanie is de gerichte zoektocht naar geneeskrachtige planten door middel van diepte-interviews met sleutelfiguren in de folklore en traditionele geneeskunde goed geïnformeerd. Deze studies worden uitgevoerd door middel van enquêtes met behulp van gestructureerde interviews, gecombineerd met de collectie van plant voucher exemplaren om gebruik van de plant te evalueren door inheemse etnische groepen. Belangrijke vragen in de enquêtes zijn over het gebruik van de plant, overvloed en bron.

The Ultimate Guide: 40 natuurlijke zelfgemaakte insectenwerende middelen

Een tweede manier van testen repellent planten is via een proces genaamd bioprospectie waarin planten worden systematisch gescreend voor een bepaalde wijze van optreden. Het proces is een dure en arbeid-intensieve. De massale screening van planten was echter hoe PMD (para-methaan 3-8, diol) werd ontdekt in de jaren 1960. PMD is een effectieve en verkrijgbare afstotend.

De essentiële oliën van deze planten beschermen zich tegen plant insecten eten. De essentiële oliën vallen in verschillende categorieën zoals de toxinen, groeiregulatoren, insectenwerende middelen en voeding afweermiddelen.

Vooruitgang in technologie hebben ervoor gezorgd dat mensen kunnen gaan natuurlijke zonder enige veranderingen in de werkzaamheid. Technologie heeft ervoor gezorgd dat het daadwerkelijk mogelijk te formuleren van krachtige producten uit natuurlijke ingrediënten.

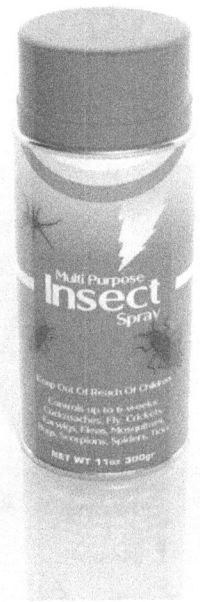

Fig: Commerciële insecticide is in verband gebracht met nadelige gezondheidseffecten

Commerciële afstotende Producten plantaardige ingrediënten bevatten die daarmee hebben opgedaan toenemende populariteit onder consumenten. Hoewel ze worden algemeen beschouwd als veilig, is het soms een misvatting. De natuurlijke producten kunnen overtreffen de conventionele synthetische insecticiden terwijl de resterende veilig naar de mens en het milieu.

Talrijke studies hebben momenteel standaard die bestrijdingsmiddelen evaluatie regeling richtsnoeren voor het testen van de afstotende gevolgd. Er is behoefte aan een verdere gestandaardiseerde studies om beter repellent verbindingen evalueren en ontwikkelen van nieuwe producten die hoge repellency evenals goede consumentenveiligheid bieden.

Gezondheid is een belangrijke overweging, eigenlijk is het de grootste overweging wanneer je voor natuurlijke insecticiden of natuurlijke insectenwerende afweermiddel. Onveilig is niet een aandacht voor voedingsmiddelen en cosmetica, het is uitgebreid tot andere producten die worden gebruikt binnen het huis zo goed.

Er is sprake geweest van een geleidelijke overgang naar het gebruik van natuurlijke of organische insecticide producten in plaats van producten met schadelijke stoffen en ingrediënten. De natuurlijke ingrediënten in deze producten zijn in hun zuiverste vorm. Geen schadelijke chemische stoffen die schade aan mensen en hun directe omgeving veroorzaken kunnen. Het natuurlijke product zal spoedig degraderen verlaat geen sporen of bijproducten die zich in biologische systemen ophopen.

Natuurlijke producten schadelijk niet zijn voor het ecosysteem. Denk aan synthetische chemische producten als de plastic gestort op een stortplaats. De plastic zal nooit weg gaan. Thats hoe synthetische chemische stoffen zich ophopen in het ecosysteem zonder weggaat. Voortgezet gebruik van de synthetische insect afweermiddel en insecticiden gewoon vergroot het probleem. De accumulatie van de chemische DEET (N, N-Diethyl-meta-toluamide) zowel in het menselijk lichaam en in het ecosysteem is geassocieerd met nervositeit, hoofdpijn, aanvallen, misselijkheid en zelfs de dood. Studies hebben erop gewezen dat de mens maar liefst 56 procent van DEET toegepast om te weren uit te roeien insectenplagen absorberen. Natuurlijke producten bieden een veilige optie die geen bioaccumuleerbare en leiden tot het eerder genoemde veterinairrechtelijke voorschriften.

Hoofdstuk twee:

40 DIY zelfgemaakte insectenwerende middelen

Het goede weer geassocieerd met de zomer komt ook met een vervelende kant. De vervelende kant wordt gekenmerkt door vervelende crawlers en insecten. U kunt uzelf beschermen tegen de vervelende aanblik van de bugs, de jeukende beten en het risico van ziekte door het gebruik van natuurlijke alternatieven. Niet voor de off-the-shelf synthetische insecticiden en insectenwerende afweermiddel bereiken.

De afstotende eigenschappen van plantaardig materiaal hebben benut door de verschillende beschavingen van de mens. De meest fundamentele manier waarop deze planten zijn opgebruikt is opknoping gekneusd planten in huizen om uit te rusten van hun beschermende eigenschappen. De praktijk is nog steeds gebruikelijk zelfs vandaag de dag over de hele wereld.

Een andere vorm van gebruik is als een fumigatiemiddel door het verbranden van planten te rijden weg overlast insecten zoals vliegen en muggen. Meer recente toepassingen van de planten is in de formulering van oliën op de huid of kleren toegepast. Insectenwerende middelen op basis van planten worden nog steeds uitgebreid gebruikt en hebben de voorkeur omdat planten worden beschouwd als een veilig en vertrouwd op middel om insectenbeten te voorkomen.

Natuurlijke insectenwerende afweermiddel berusten majorly van plant afgeleid ingrediënten. Planten zijn de bron van essentiële oliën. De essentiële oliën vinden uitgebreide toepassing overal. Fabrieken produceren de essentiële oliën om te weren, schadelijke insecten, om aan te trekken van de nuttige insecten die bestuiven, en de planten beschermen tegen schadelijke bacteriën en schimmels en om planten tegen extreme weersomstandigheden.

De extractie van de essentiële oliën van planten heeft bijgedragen aan hun nut overbrengen in verschillende instellingen. Een van de nuttige toepassingen de oliën is het weren van insecten in het huis en zelfs bij toepassing op het lichaam. De etherische oliën worden gewoonlijk verdund met veilige verdunningsmiddelen zoals witch hazel, vervoerder olie of zelfs alcohol.

Laten we verkennen de beschikbare alternatieven voor mensen die beslissen om de natuurlijke/organische route te gaan. Dit zijn de natuurlijke remedies die effectief bijdragen zal aan de bugs weg te houden.

1. **citronella** is één van de meest gebruikte essentiële oliën te beschermen van mensen tegen muggenbeten. De plant gaat door de botanische naam Cymbopogon nardus en daarom kunnen

mensen op zoek naar de naam. De citronella olie mag niet worden gemengd met een chemische additieven.

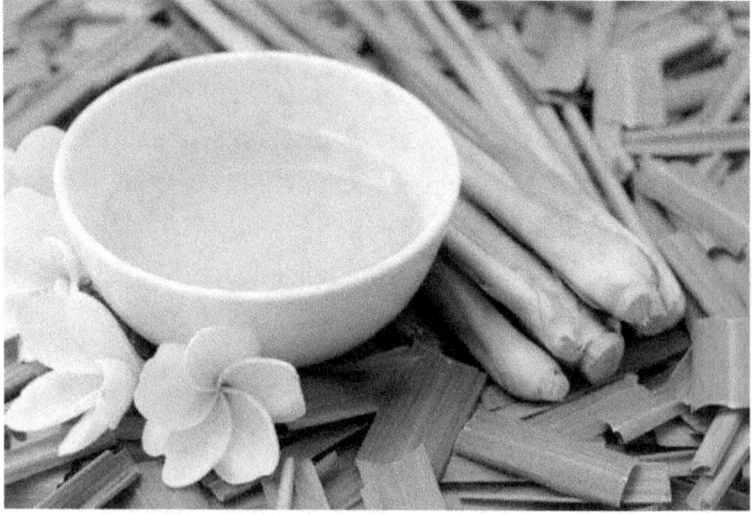

Fig: Citronella plant en citronella olie is effectief als een insectenwerend middel en insecticide.

Voor de zelfgemaakte citronella olie, moet u mengen met vervoerder olie om te garanderen dat het veilig is voor toepassing op de huid. Andere vormen waarin citronella wordt gebruikt zijn de kaarsen en lantaarns. Deze vluchtige planten insectenwerende middelen wanneer verdampt in de kaarsen en lantaarns blijft weg muggen en andere insecten overlast.

2. **basilicum olie** heeft aangetoond dat goede insecticide eigenschappen vooral in het doden van muggenlarven en als afweermiddel mug vertonen.

Basilicum ook hierna *Ocimum basilicum* is bekend als een specerij van voedsel en voor de aromatische eigenschappen.

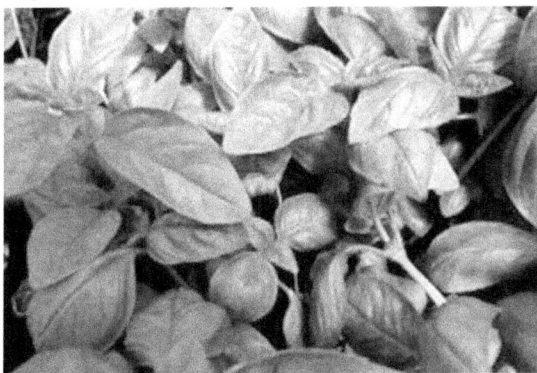

Fig: Basilicum is een natuurlijke insecticide tegen muggenlarven

Basilicum kan daarom worden gebruikt voor de bestrijding van plagen en zelfs voor controle van pest reproductieve cycli met name die in meren, vijvers en stilstaand water broeden.

Basilicumolie kan ook worden gebruikt voor controle van huisstofmijten en worden grote gezondheid ten goede komen aan mensen die last hebben van allergieën.

3.   **lavendel (Lavandula angustifolia) olie** is een van de meer gemeenschappelijk en de veiligste etherische oliën die kunnen worden gebruikt als Insektenwerend. Lavendel kan worden gebruikt om een zalf van de huid af te weren, muggen, gebruikt

formulier in kasten, kasten en kisten te behoeden voor motten en andere insecten herbergen in deze plaatsen, en als een verstuiver in poedervorm of gewoon gegoten op een schoteltje te houden weg mieren en insecten.

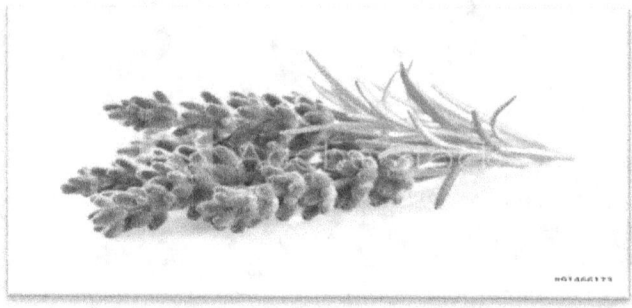

Fig: Lavendelolie gewonnen uit lavendel is een insectenwerend middel

Lavendel olie heeft andere belangrijke toepassingen waaronder dat het helpt om de symptomen van allergie te elimineren. Het kan daarom worden toegepast op de site van insectenbeten- en steken te verminderen van de symptomen.

4. **bergamot** heeft één van de voorkeur oliën te gebruiken bij het huis voor het reinigen van groene en een goede luchtverfrisser ter verbetering van de stemming. Bergamot is het best gebruikt als een insecticide of afweermiddel spray en heeft een aparte fruitige geur.

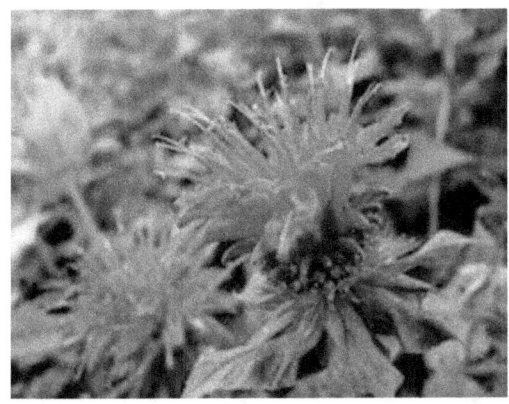

Fig: Bergamot bloem hebben een verschillend fruitige geur, waardoor het geschikt voor gebruik als insectenwerend middel spray

Voorzichtigheid is geboden bij het gebruik van bergamot, aangezien het fototoxisch. Met behulp van bergamot terwijl buiten in de zon zal zijn gezondheid bedreigen. Als gebruikt voor actueel gebruik te voorkomen of te sussen insectenbeten en -steken, zorg ervoor dat het wordt gebruikt in de nacht, maar nooit in de zon.

5. ***echte tijm (Thymus vulgaris)*** *is een goede mug afweermiddel (repellant) en zelfs meer effectief*

insecticide   tegen   huisvliegen   ontdekt.

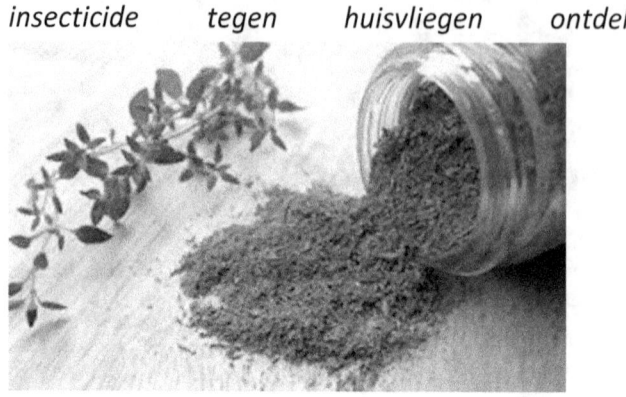

Fig: Tijm is effectief insecticide tegen huisvliegen

Huisvliegen kunnen een grote last vooral aan mensen die leven op de boerderij als gevolg van het feit dat ze overvloedig zijn en een aanhoudende pestilentie.

6. **pijnboom (Pinus sylvestris)** is een van de natuurlijke alternatieven voor DEET. Het is een goede afweermiddel tegen muggen en gebruikt als een verstuiver zal het huis geur kalmerend goed net als in het forest.

   De etherische olie van pine is makkelijk te bereiden goedkoop uit pine olie grondstoffen in grote hoeveelheden voor grootschalige commerciële toepassingen, waardoor het een aanzienlijk voordeel ten opzichte van veel van de andere natuurlijke insectenwerende middelen.

   Vindt het groot gebruik als een afweermiddel spray vanwege zijn zoet, woody geur met een balsamico ondertoon, die zoet zoals het verdampt.

7. **pepermunt** is goed-gekend voor zijn helende eigenschappen zoals het verminderen van hoesten, misselijkheid en hoofdpijn, verbetering van de spijsvertering en het verlichten van problemen verbonden menstruatie en de menopauze. Wat de mensen niet doen weten is dat pepermunt insect afweermiddel eigenschappen heeft.

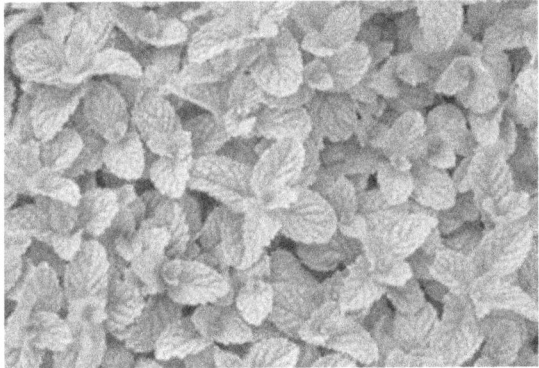

Fig: Pepermunt planten hebben insectenwerend middel eigenschappen

De frisse en minty schone geur in de pepermunt bug spray worden niet vergeleken met de vervelende ruikende synthetische en chemische insecticiden.

8. **vetiver** is een plant die in Centraal-Aziatische landen zoals Indonesië gebruikelijker. Het wordt gebruikt als een natuurlijke mug afweermiddel.

The Ultimate Guide: 40 natuurlijke zelfgemaakte insectenwerende middelen

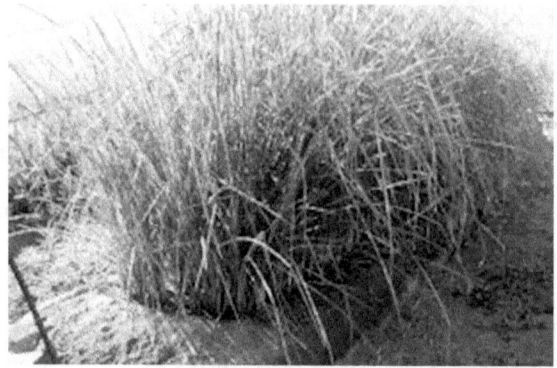

Fig: Vetiver heeft meerdere toepassingen waaronder wordt gebruikt als een insectenwerend middel

Vetiver is ook gebruikt voor de vervaardiging van zeep en kaarsen die worden gebruikt als de mug afweermiddel. De vetiver olie is ook aromatische en ontstaat er een pittige Balinese sfeer in het huis.

9. **eucalyptus** is bijna een standaard in veel van de natuurlijke groene schoonmaakmiddelen. Naast dat heeft eucalyptus Insektenwerend en insecticide eigenschappen en genezende eigenschappen bij de behandeling van griep, niezen, hooikoorts en ademhalingsproblemen.

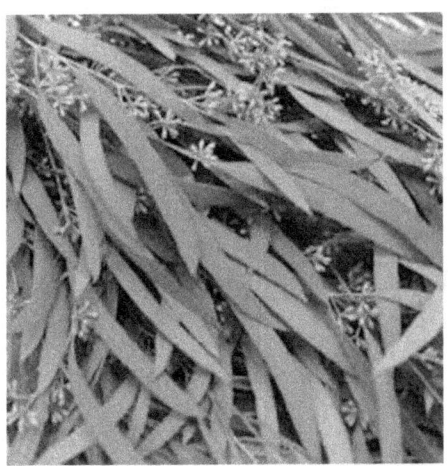

Fig: Eucalyptus is meer effectief tegen zandvliegjes

Wetenschappelijke studies hebben aangegeven dat eucalyptus etherische oliën effectiever tegen zandvliegjes dan andere natuurproducten zijn.

10. **citroen Eucalyptus** is een boom inheems in gebieden in Brazilië, Afrika en Australië. De andere namen van de boom zijn Corymbia citriodora, de botanische naam of citroen geurende gom. De natuurlijke afstotend wordt gewonnen uit de bladeren van citroen eucalyptusbomen. The repellant werd voor het eerst ontdekt in de jaren 1960 tijdens massale vertoningen van planten gebruikt in traditionele Chinese geneeskunde.

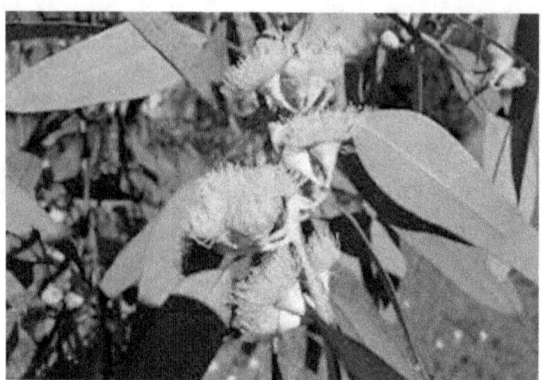

Fig: Citroen Eucalyptusolie is een effectief insectenafweermiddel

De citroen eucalyptus etherische olie is aangetoond dat 80 procent citronellal bevatten. Zijn er andere toepassingen in de cosmetische industrie vanwege zijn frisse geur. Echter werd ontdekt dat het afval destillaat overblijft na hydro-distillatie van de essentiële olie veel meer effectief was in het afweren van muggen dan de etherische olie zelf.

De olie is een zeer goed alternatief voor DEET, de gebruikte in conventionele insecticiden, zelfs het ontvangen van een goedkeuring van de World Health Organization. Hun actieve ingrediënten zijn meestal zeer vluchtige, dus hoewel ze effectieve insectenwerende middelen voor een korte periode na toepassing zijn. Mensen die houden van de citrus geur vinden deze etherische olie als een goede insecticide.

Citroen eucalyptus etherische olie moet niet worden verward met p-menthane-3,8-diol (PMD), de synthetische versie van deze essentiële olie die wordt gebruikt als een insectenwerend middel.

11. **pyrethrum (Dalmatische chrysant)** is een bekende insecticide en kan worden gebruikt in de vorm van concentraat of stof.

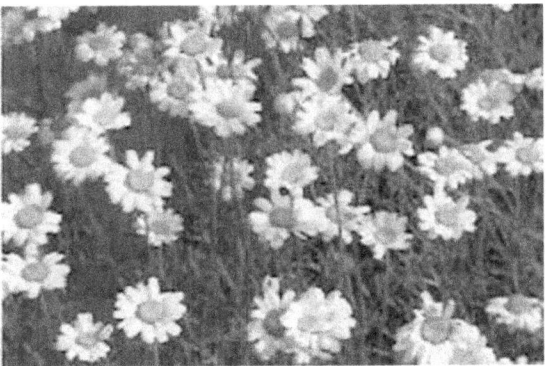

Fig.: Een pyrethrum-veld van de commercieel gekweekte insecticide

Het actieve ingrediënt in de natuurlijke insecticide genoemd pyrethrine aanvallen van het insect centrale zenuwstelsel. Het kan ook worden gebruikt in kleine hoeveelheden als een Insektenwerend.

12. **sandelhout olie** is vaak een goed onder zeer hoge vraag. Het is erg duur en wordt gevraagd voor zijn capaciteit voor de behandeling van astma, slapeloosheid, bronchitis, hoest, stress, infecties van de borst, prikkelbaarheid en nerveuze spanning.

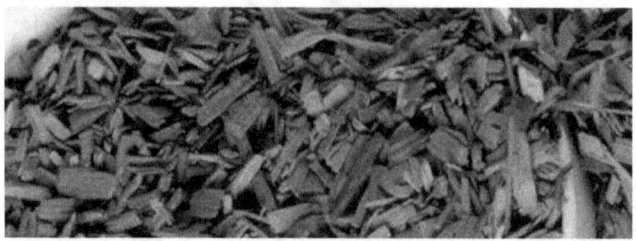

Fig: Geoogste sandelhout voordat het wordt bereid in een insecticide

Buiten al deze toepassingen is sandelhout olie een insectenwerend middel. Sandelhout olie heeft jarenlange aromatische eigenschappen en is gebruikt als een doeltreffende afrodisiacum.

13. **cederhouten** is zo goed als sandelhout olie maar wel gemakkelijker beschikbaar en goedkoper.

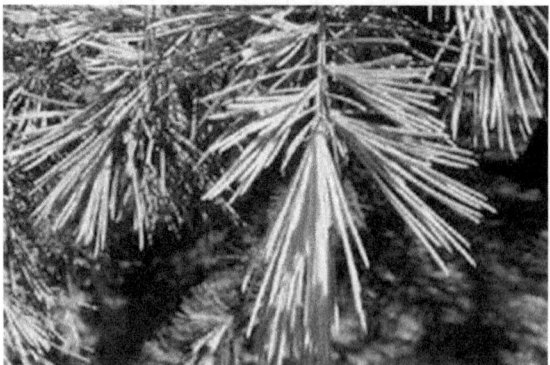

Fig: Cederhouten bladeren bieden de etherische olie met insectenwerend middel eigenschappen

The Ultimate Guide: 40 natuurlijke zelfgemaakte insectenwerende middelen

De olie is een goede insectenwerend middel dat verandert de werking van de olfactorische systemen van insecten. De insecten zijn derhalve niet kunnen ruiken hun prooi; dat wil halen uit menselijke geur en overgaan tot bijten en zuigen bloed.

14. **Australische Tea Tree (Melaleuca alternifolia)** is een wonder boom vanaf wordt een groene schoonmaak powerhouse aan eigenschappen zoals anti-parasitaire wordt.

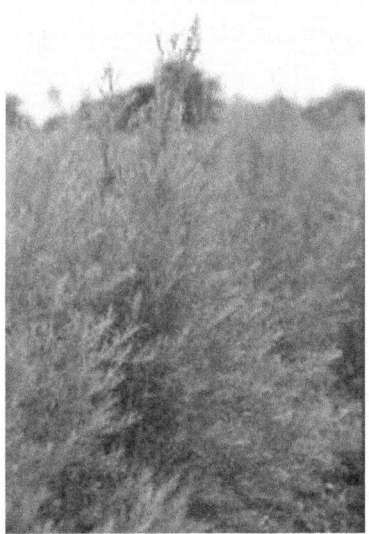

Fig: Australische Theeboomolie is effectief tegen een breed scala van insectenplagen

De etherische olie van de theeboom kan fungeren als een onderdrukker van de groei, evenals fungeren als insecticide tegen vlooien, teken, luizen en bloedzuigers. De olie kunnen worden gebruikt als een spray of voor actuele toepassing te houden weg de parasieten.

De Australische theeboom heeft kalmerende en anti-allergische eigenschappen en kan worden gebruikt voor de behandeling van de irritatie veroorzaakt door insectenbeten of steken.

15. vanilline uittreksel uit **peulen van vanille zaad** extract gemengd met olijfolie kan worden gebruikt als een insectenwerend middel. Algemeen, vanilline is ingezet in parfums en geuren te laten langer naast het geven van de verschillende vanille geur. Vanilline is niet zeer vluchtige als andere gemeenschappelijke essentiële oliën.

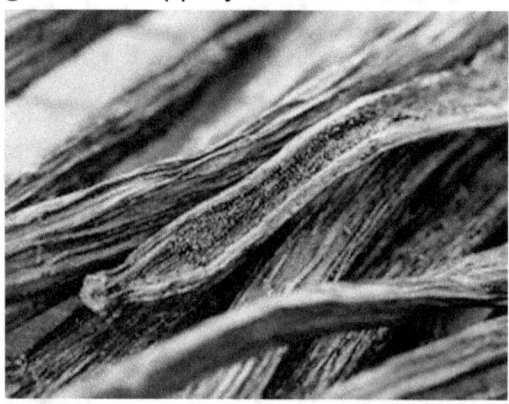

Fig; Vanille zaad peulen bevatten vanilline, het insectenwerend middel

De toevoeging van vanilline aan een etherische olie op basis van insectenwerende middelen helpt te verminderen van de volatiliteit en de natuurlijke repellent langer duren.

Vanille planifolia is de vanille plantensoorten die de hoogste concentratie van vanilline heeft. Mexicaanse Vanille is duurder, maar er is kwaliteit vanille uit Madagascar genoemd Bourbon vanille beschikbaar tegen een redelijke prijs.

16. **catnip olie (Nepeta parnassica)** heeft door middel van onderzoek is aangetoond dat het tien keer effectiever dan DEET als insecticide. Kattenkruid olie is een lid van de mint familie en is effectief als een mug afweermiddel. Het gaat ook door andere namen zoals catnep, catmint, catrup, catwort, nip of nep en veld balsem.

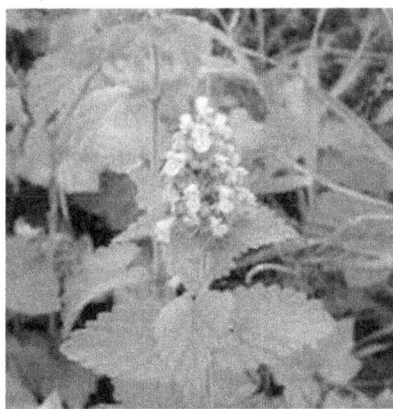

Fig: Catnip is een insectenwerend middel

De catnip olie wordt gewonnen uit de bladeren door stoomdestillatie. Het bevat Nepetalacton, een repellant tegen insecten, in bepaalde muggen, kakkerlakken en termieten. Onderzoek dat is uitgevoerd geeft aan dat de olie van catnip tien keer effectiever dan DEET is. Het is gevonden effectief duren twee tot drie uren wanneer toegepast op de huid.

17. **neem olie** wordt gewonnen uit de Indische Neem boom en is een natuurlijke insecticide. Neem olie kan worden toegepast topisch om muggen te weren. De etherische olie is niet giftig voor zoogdieren en vogels. De oliën zijn giftig voor insecten zoals spint, muggen en bijen.

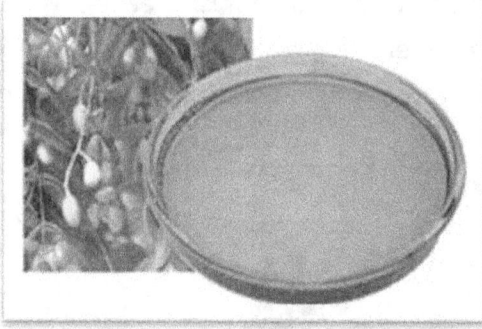

Fig: Neem olie heeft vele toepassingen, waaronder een insectenwerend middel

Neem veel geadverteerd als een natuurlijk alternatief voor DEET en het is getest voor repellency tegen aantal insecten van medisch belang. Als gevolg van de schaarste van betrouwbare studies, wordt Neem olie niet aanbevolen als een effectieve afstotend voor gebruik door reizigers naar ziekte-endemische gebieden, hoewel het kan enige bescherming tegen overlast bijten muggen te dragen.

18. **Basil plant** is het dezelfde zoete levensmiddelenadditief gebruikt bij het koken.

Basilicum heeft essentiële oliën die insectenwerend middel eigenschappen hebben. De plant kan worden gebruikt hele of knippen, gedroogde en gemalen. Basilicum kan worden geplant in potten die naast de deuren of in het huis worden geplaatst. Basilicum kan ook worden gesneden en uitgevoerd wanneer gaan buiten voor picknicks en kamperen. Basilicum is effectief tegen insecten zoals muggen, asperges kevers, mieren en vliegen.

19. **citroengras** *(Cymbopogon citratus)* is een natuurlijke insectenwerend middel waarin de etherische olie, citronellal. De insecten afstoten eigenschappen zijn zeer gelijkaardig aan die van citronella. In feite, citroengras wordt beschouwd als effectiever als een insectenwerend middel dan met de originele citronella.

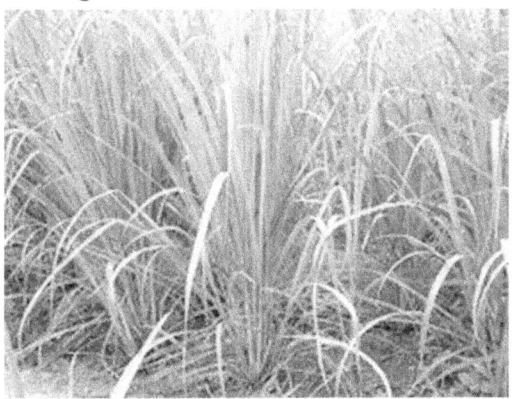

Fig: Citroengras stengels kunnen worden gebruikt als insectenwerende middelen

Citroengras is bekend om zijn kalmerend en verjongende eigenschappen die de mensen helpen om te ontspannen de geest en om het afzwakken van de hun stress gerelateerde emoties.

Een stengel afbreken van de klomp van citroengras en afschilferen van de buitenste bladeren te vinden van de lente-ui-achtige stengel aan de basis. Buig de stengel te knijp en wrijf het tussen je handpalmen maken het tot een vlezig, sappige massa. De pulp kan worden toegepast op de blootgestelde huid. U kunt ook het maken van een tinctuur gebruik van alcohol in spray-flessen worden gebruikt.

20. **azijn** is milieuvriendelijk en heeft een echt geweldig breed scala van toepassingen. Azijn wordt wijd gebruikt in koken en voorbereiding van groenten en voor het reinigen van huis.
    Azijn is een herbicide en heeft ook insecticide eigenschappen vooral tegen mieren. Azijn is ook mengbaar met vele andere essentiële oliën die worden gebruikt om te houden van weg insectenplagen.
21. **de komkommer** is een goede insecticide tegen mieren. U kunt laten komkommer schillen op oppervlakken waar mieren frequente hen om weg te houden.

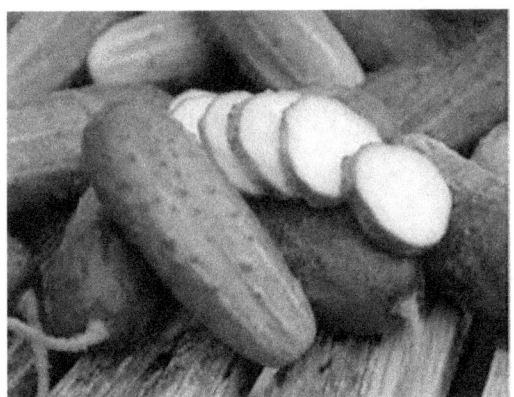

Fig: Komkommer is effectief tegen

Voor een meer intense combinatie, schil de komkommer en pletten en leg ze waar mieren worden gezien.

22. **laurierblaadjes** zijn een effectief tegen kakkerlakken. De laurierblaadjes kan worden verpletterd en worden geplaatst in gebieden die kakkerlak besmet.

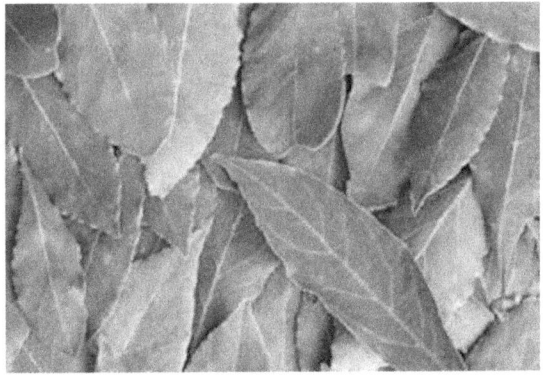

Fig: laurierbladeren zijn een kakkerlak repellent

Kakkerlakken hekel aan de geur van de bladeren en blijf uit de buurt van hen. Laurierblaadjes zijn niet een insecticide kopen een repellant die kakkerlakken van het huis duwen zal.

Een nuttige truc om uit te rusten van het insect afstotende eigenschappen van laurierbladeren is om tape de bladeren binnen kasten en kasten te houden weg kevers uit uw meel en maïsmeel, en van andere producten van kast, en ook om af te schrikken van de mieren en silverfish.

23. **knoflook** is nog een andere effectieve natuurlijke insecticide en insectenwerend middel. Knoflook is effectief tegen een breed scala van insectenplagen van aardappel kevers aan muggen.

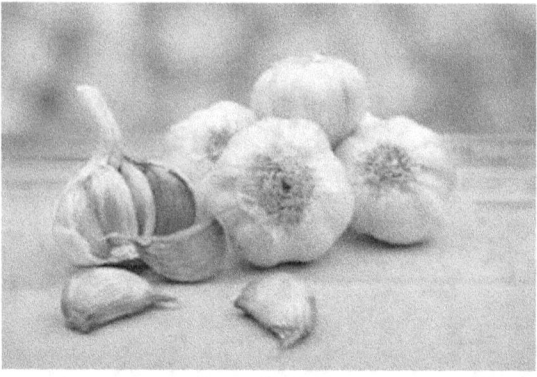

Fig: Knoflook gemengd met water is een insectenwerend middel

De knoflook is gemalen en gemengd met water moet worden toegepast op gebieden waar de insecten wonen of toegang krijgen tot het huis. Anderzijds kunnen stroken van katoenen doek, ondergedompeld in de voorbereiding van de knoflook worden opgehangen in gebieden op te treden als een afstotend. De knoflook is daarom gerust rond het huis worden gebruikt. Frequente toepassing is vereist omdat na verloop van tijd (5 tot 6 uur) de voorbereidingen een minder waarneembare geur hebben zal.

24. **Diatomeeënaarde** is een Talk-achtige poeder dat uit versteende overblijfselen van marine fytoplankton bestaat. Het is bijna vergelijkbaar met pure silica.

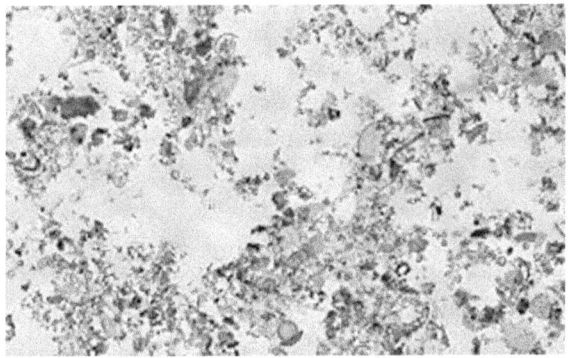

Fig.: Een weergave van diatomeeënaarde onder de Microscoop

De Diatomeeënaarde doodt een insect met een exoskelet. Het is echter ongevaarlijk voor zoogdieren die het zonder bijwerkingen eten kunnen.

Diatomeeënaarde is goedkoop en efficiënt in doodt vele van de schadelijke insecten. U kunt een lamp puffer blazen de aarde in spleten waar de bugs verbergen.

25. **kaneel** is niet gewoon een topper voedingsdoeleinden op havermout en appelmoes. Studies uitgevoerd in Taiwan blijkt dat kaneel olie kan doden muggenlarven en eieren, alsook gebruik als een insectenafweermiddel vinden.

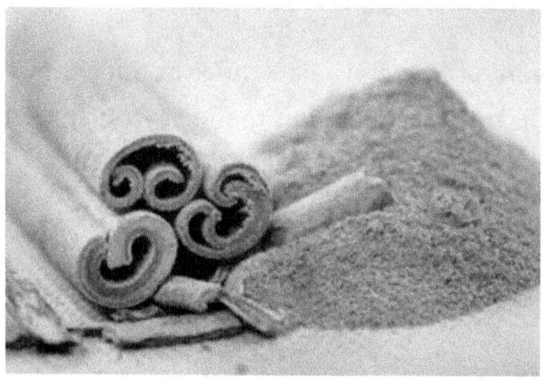

Fig: *Kaneel is zowel insectenwerend middel als insecticide*

Kaneel-blad olie is effectiever dat DEET volgens onderzoekstudies. Cinnamaldehyde is het belangrijkste bestanddeel in kaneel blad olie en wereldwijd als voedsel levensmiddelenadditieven en smaakstoffen agent wordt gebruikt. Blaffen olie uit de Cinnamomum cassia boom is de meest voorkomende bron van cinnamaldehyde. Het is een veilige en effectieve insecticide. Wetenschappers waarschuwde dat hoge concentraties van kaneel olie toegepast op de huid leiden irritatie tot zal.

26. **Cadaga boom** *(Eucalyptus torelliana)* is een goede insectenafweermiddel dat kan worden geplant in

gebieden waar er welig tierende mug besmetting. De boom zal dus fungeren als een natuurlijke barrière aan muggen.

27. **cayennepeper** kan worden gebruikt om een biologische pepperspray, een natuurlijke insecticide met een hoge veiligheidsfactor. Het gebruik van cayenne peper moet vergezeld gaan van geïntegreerde gewasbescherming.

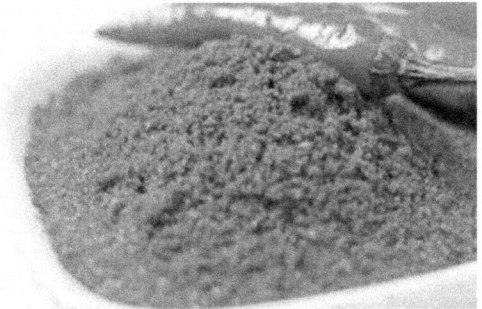

Fig: cayennepeper bevat capsaïcine vernietigt insect membranen

Capsaïcine, de actieve biochemische compound, is een insecticide gebruikt te weren en insecten te doden. Capsaïcine is de stof die de peppers een hete smaak genoten door de mens geeft. Capsaïcine doodt insecten door het vernietigen van membranen en het veroorzaken van de verstoring van de stofwisseling.

28. **de sojaolie** is mug afweermiddel eigenschappen te hebben ontdekt. Een studie van de Universiteit van Florida heeft bewezen dat soja gebaseerde producten langer duurzame mug afweermiddel

activiteit dan citronella producten gebaseerde. Sojaolie kan krachtiger worden gemaakt door vermenging met andere etherische oliën zoals Citronella olie.

29. **kokosolie** kan fungeren als een natuurlijke mug afweermiddel.

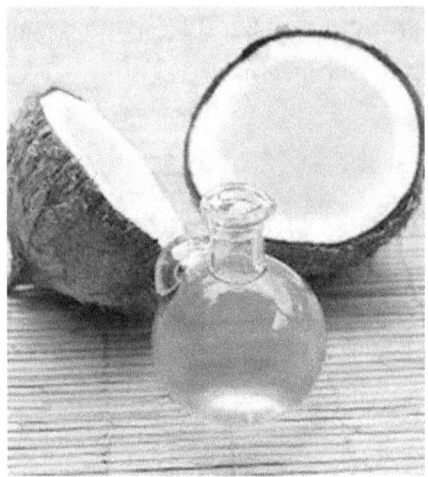

Fig: kokosolie

De kokosolie kan doeltreffender worden gemaakt door de toevoeging van essentiële oliën die natuurlijke insectenwerende middelen zijn. Kokosolie kan gemengd worden met citroengras, citronella en catnip voor betere prestaties als een insectenwerend middel.

30. **Rosemary** is vooral bekend als een specerij gebruikt om de smaak van de vis en lamsvlees. Wat de mensen niet doen weten is dat rozemarijn een natuurlijke insectenwerend middel is. Rosemary bladeren kunnen grond in fijn stof dat kan gebruikt

worden om zich te ontdoen van vlooien op huisdieren en in het huis. De plant zelf is een insectenafweermiddel en kan worden geplant in de tuin te voorzien in takjes afweren van de muggen.

31. **teentje** bloemen worden geoogst uit de kruidnagel plant *(Syzygium aromaticum).*

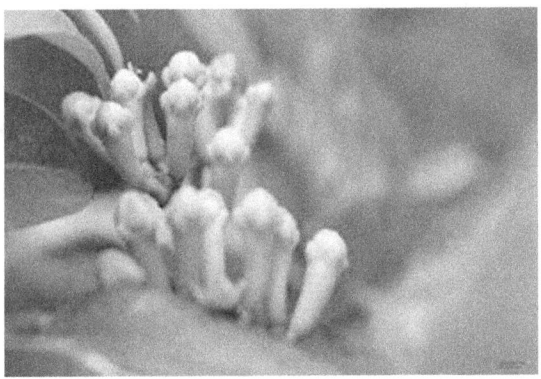

Fig: Kruidnagel bloemen hebben insect afstoten eigenschappen

Dit zijn meestal gedroogde bloemknoppen die worden gebruikt als specerij met een karakteristieke penetrante geur en nagel-vormige vorm. De kruidnagel geneeskrachtige eigenschappen heeft, wordt gebruikt als een specerij en insecten afstoten eigenschappen heeft. Teentjes zijn bijzonder effectief tegen vliegen en muggen.

32. **Tagetes** zijn misschien wel de meest bekende planten die kunnen worden gebruikt om af te weren van insecten. Tagetes zijn een lichte en hardy

eenjarige plant met pyrethrin, een natuurlijke insecticide en insectenwerend middel.

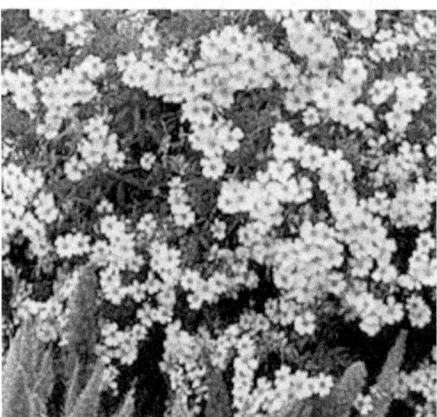

Fig: Mexicaanse Tagetes zijn bekende insectenwerende middelen

De Mexicaanse Tagetes zijn de meest potente voor insecten. Een andere soort van Goudsbloem dat effectief is tegen insecten is de Franse Tagetes. Deze Tagetes kunnen worden geplant in de tuin worden gebruikt om vormen een natuurlijke insecten barrière rond het huis. Ze zal ook een esthetische doel dienen, omdat zij kleurige bloemen hebben

33. **geranium** ook hierna rose geranium is een prachtige plant met puntige bladeren die als een insectenwerend middel fungeert. Geraniol is het actieve ingrediënt dat kan worden geëxtraheerd uit geranium olie en biedt een natuurlijke insectenwerend middel.

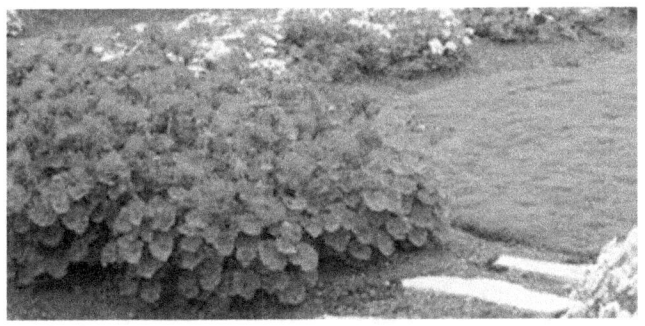

Fig: Geranium kan worden geplant als een barrière tegen insecten

De Journal of Agricultural Food Chemistry meldt dat geranium is een uiterst krachtige tick repellent. Geranium is krachtig tegen andere insecten zoals muggen, vlooien, kakkerlakken, muggen en vliegen. Het moet worden toegepast bij kleine plekken rond het huis aangezien de geur overweldigend worden kan.

De plant kan worden geplant in het huis, in het voorportaal en zelfs in de tuin om te profiteren van haar schoonheid, alsmede haar insect afstotende eigenschappen.

34. **patchouli** is een andere bron van essentiële olieën krachtig tegen een breed scala van insecten zoals teken, vlinders, vlooien, Zilvervisje, bedwantsen en muggen. Patchouli is gebruikt voor eeuwen als een natuurlijke insectenwerend middel met een hoog niveau van effectiviteit.

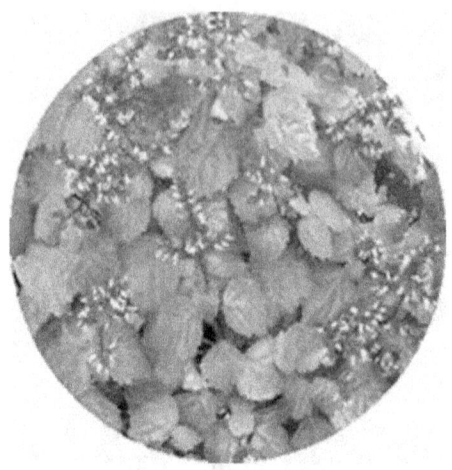

Fig: Patchouli kan worden gebrand als Wierook of gebruikt als verdamper te weren van insecten

Het is een langere blijvende insectenafweermiddel vergeleken tot andere natuurlijke insectenwerende middelen dus het vereist geen frequente uitdrukkelijke verlenging. Branden van wierook patchouli en met behulp van patchouli olie in een vaporisator zijn andere manieren van het gebruik ervan af te weren van insecten.

35. **Clovite,** een vitaminesupplement gebruikt voor paarden, is een bekende natuurlijke insecticide tegen kakkerlakken.

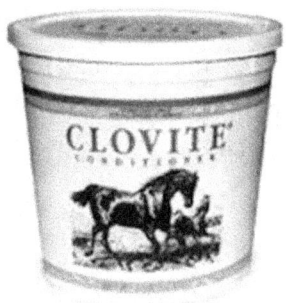

Fig: Clovite, het paard vitaminesupplement, is geliefd bij kakkerlakken

Het supplement van de clovite wordt geplaatst in een pot deksel en zet op een locatie waar kakkerlakken zijn waargenomen. Kakkerlakken dol op het eten clovite en zal wordt aangetrokken naar de deksel van de pot. Het is belangrijk om te houden van clovite buiten bereik van kinderen en andere huisdieren.

36. **borax** is een lage toxiciteit-product dat is effectief tegen kakkerlakken. Borax kan worden geplaatst op de deksel van een kruik en geplaatst in gebieden van kakkerlak besmetting. Borax kan worden besprenkeld in de achterkant van kasten om zich te ontdoen van schadelijke insecten.

    Borax is een insecticide dat werkt door het ondermijnt de wasachtige coating op de huid van een insect, waardoor het uitdrogen en sterven, en door beschadiging van het spijsverteringsstelsel en beschadiging van de buitenste skelet. Meestal, wordt borax poeder gebruikt naast aas zoals mengen met suiker, honing, gelei, pindakaas of een andere smakelijke materiaal om aan te trekken van de schadelijke insecten. Wespen zijn aangetrokken tot boorzuur-geregen vlees en zal sterven binnen een paar dagen voor het consumeert.

37. **Polei** is een schattig bloem dat is een natuurlijk afschrikmiddel voor muggen. Polei etherische olie is een effectief Insect repellent die ontdoen zal van teken, muggen en andere bijtende en stekende plagen. De gedroogde Polei bladeren kunnen worden geplaatst in de huis/kooi of beddengoed gebied van het huisdier om zich te ontdoen van vlooien.

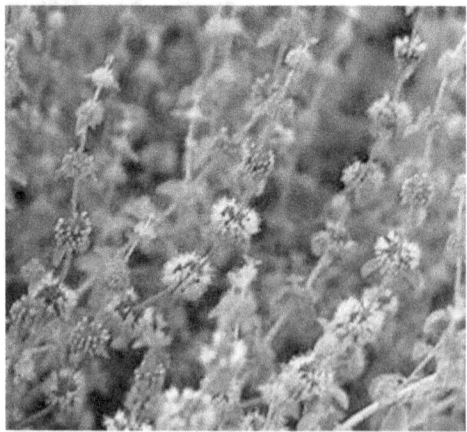

Fig: De Polei bloem

Ze zijn een goede aanvulling op uw flowerbed vanwege hun aantrekkelijke verenkleed en voor het maken van een goede groundcover. De plant zal fungeren als een natuurlijke belemmering voor het huis naast wordt gebruikt als een afstotend.

38. **Sweet Fern** *(Comptonia peregrine)* heeft talrijke toepassingen. Een van de meest prominente is die van een natuurlijke insectenwerend middel. De sweet fern is best buitenshuis gebruikt om schadelijke insecten zoals muggen bestrijden.

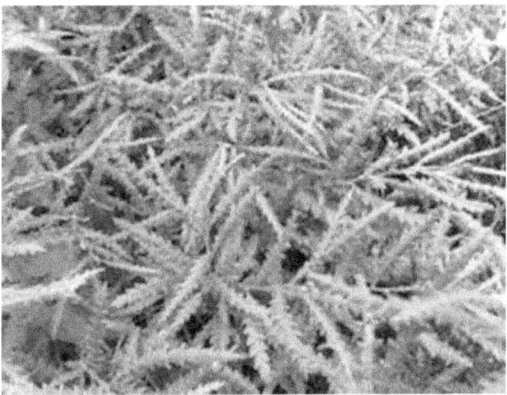

Fig: Sweet fern is een insectenwerend middel dat buiten kan worden

De sweet fern is verbrand te houden bijten insecten uit de buurt van een picknick-site, een kamp en zelfs het kampvuur. De etherische olie kan worden weggedrukt en gebruikt als een nevel in het huis om zich te ontdoen van muggen.

39. **honingbij balsem** (Monarda of Horsemint) is een prachtige plant die effectief wordt gebruikt als een insectenafweermiddel. De etherische oliën kunnen

worden weggedrukt door de bladeren van de honingbij balsem crashen. Deze oliën geven een sterke geur van wierook-achtige die muggen verwart door lichaamsgeur te maskeren. Een bloeiende tuin van de honingbij balsem fungeert als een barrière te weren, muggen van het krijgen in het huis.

40. **Maïsmeel** wordt vaak gebruikt als een levensmiddel voor menselijke consumptie. Maïsmeel is effectief tegen mieren en termieten.

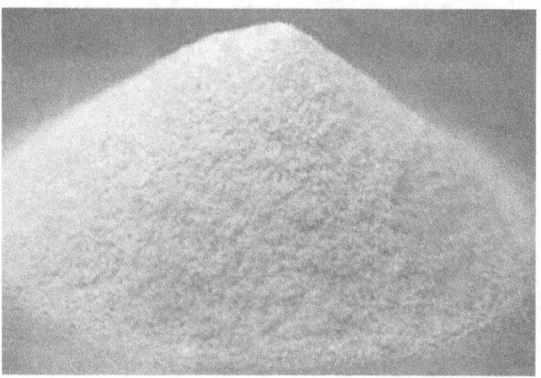

Fig: Flappen heeft een veilige en effectieve insecticide tegen mieren

Giet kleine hoeveelheden maïsmeel waar mieren kunnen worden gezien. De mieren zullen eten en zelfs opslaan het weg. Echter, de mieren zijn niet in staat om te verteren maïsmeel en dientengevolge zullen sterven. De flappen is natuurlijk en veilig zelfs in huizen waar er kinderen en huisdieren.

Bonus natuurlijke insect repellent

Als een bonus is baking soda gemengd in gelijke mate met een goede en natuurlijke kakkerlak moordenaar. Het mengsel kan worden gedistribueerd in gebieden waarin kakkerlakken worden beschouwd om zich te ontdoen van de kakkerlakken.

Hoofdstuk drie:

Preventieve oplossingen voor uw huid

Een flink aantal mensen lijden aan gevoelige huid die problemen opleveren kan zodra het komt in contact met het natuurlijke insectenwerende middelen. Gevoelige huid zal vaak geïrriteerd, vlokkig worden en rood zelfs met het geringste contact met de etherische oliën naast gevoelig zijn voor andere items zoals cosmetica. Niets is meer gek dan een aanhoudende jeuk.

De natuurlijke zelfgemaakte insectenwerende middelen kunnen leiden tot een allergische reactie op komst in contact met de huid. Mensen met een overgevoelige huid lopen het hoogste risico op allergische reacties bij hun huid in aanraking met de essentiële oliën komt of andere producten gemengd met de etherische oliën te maken een insectenwerend middel. Andere factoren kunnen ook een rol bij triggering en verergering van een allergische reactie zoals blootstelling aan de zon en de alcohol gebruikt als oplosmiddel of vervoerder in de zelfgemaakte insectenwerend middel.

The Ultimate Guide: 40 natuurlijke zelfgemaakte insectenwerende middelen

Mensen met een gevoelige huid zijn geadviseerd om te proberen en ontdek welke producten problemen om hun huid te kunnen opleveren. Ten eerste, laten we eens een kijkje op de voorkomende symptomen van gevoelige huid:

- Schilferige en ruwe patches op de huid
- Strak en jeukende huid
- Kleine rode bultjes op de huid of netelroos.
- Zwelling
- Warmte-uitslag
- Brandende en stekende
- Flushing die kan worden vergezeld door rode puistjes
- Roodheid rond de ogen

Met een beter inzicht te verschaffen in de oorzaken van gevoelige huid en de factoren die het verergeren kunnen zal bijdragen tot vermindering van de impact en voorvallen van huidallergieën verminderen.

Stoffen die allergieën van de huid zijn gemakkelijk te herkennen door het gebruik van een huidtest. Het is belangrijk om te achterhalen van de oorzaak dat maakt het lichaam om te reageren op een slopende manier. De huidtest zal helpen identificeren van de allergenen die verrekening van allergische reacties.

De huidtest kan op twee manieren worden uitgevoerd:

A. de epidermale huid-Tests

De buitenste laag van de huid is de opperhuid genoemd. Het is de laag van de huid dat we allemaal zien en die ons tegen externe factoren beschermt. Het is ook de laag die rechtstreeks in aanraking met de zelfgemaakte insectenwerend middel komt.

De epidermale huid-test is gewoon de Patch Test genoemd. De proef is uitgevoerd door inweken een patch in het verdachte allergeen (etherische olie) en het aansluiten van de huid of gewoon het verdachte allergeen plaatsen op de huid en die het op zijn plaats. De patch is links in plaats gedurende een passende periode van tijd voordat het wordt verwijderd om te observeren voor de symptomen van een allergische reactie op de huid.

B. de percutane huid-Tests

De percutane huidtest is het tweede type van huid-test, maar brengt de diepere lagen van de huid. U zal hebben om onder de opperhuid.

De test is vereist dat het allergeen (etherische olie) direct wordt ingevoerd in de huid prikken of door krabben. Een klein moment is toegestaan voor het controleren op eventuele reactie. De prik moet niet diep te bloeden, moet gewoon genoeg te schrapen van de epidermis en bloot de onderliggende laag van de huid.

Resultaten

The Ultimate Guide: 40 natuurlijke zelfgemaakte insectenwerende middelen

De resultaten van deze tests huid zijn bijna onmiddellijk en vandaar een individu krijgt om te weten als de zelfgemaakte insectenwerend middel leiden een allergie tot zal. Het andere voordeel is dat de test met minieme hoeveelheden van de afstotend te controleren voor een allergische reactie, terwijl thuis uitgeprobeerd kan worden. De procedure is volledig vrij van pijn met uitzondering van enig ongemak voor mensen met overgevoelige huid.

Kortom, is het belangrijk om kennis te nemen van de volgende tips om de huid te beschermen

A. nooit gebruik zuivere en geconcentreerde essentiële oliën op uw huid; Gebruik altijd een verdunning. Als algemene regel voor toepassingen van de huid, gebruik niet meer dan een concentratie van 5% etherische olie.

B. examen uw afstotend op een kleine oppervlakte van de huid voor 24 uur om te zien als het elke vorm van irritatie omdat de huidallergieën of gevoeligheid voor de oliën veroorzaakt.

C. gebruik niet op kinderen jonger dan 3 jaar of een kind dat kan hun ogen wrijven of likken van de huid die is behandeld. Maak spaarzaam gebruik van natuurlijke insectenafweermiddel op jonge kinderen. Neem contact op met uw huisarts voordat u gebruikt.

D. gebruik je handen om toe te passen het afstotend op je gezicht, uit de buurt van je ogen, neus en mond houden. Voorkomen dat je het in een open zweren, wonden of bezuinigingen. Handen wassen met water en zeep na het aanbrengen.

E. doen een patch test op kleding om te zien of het vlekken. Als u de sojaolie weglaten, zal er een verminderde kans op vlekken. Je kon altijd een mix make-up op kleding (geen soja of kokosolie) en een aparte fles voor het toepassen van huid (met soja of kokosolie).

F. Avoid getting the repellant op leder, vinyl of andere soortgelijke stoffen; de etherische olie kan permanent vlekken hen.

Hoofdstuk vier:

Preventie is van plan om te voorkomen dat ongedierte in uw huis en tuin

De pest problemen in het huis zal zijn begonnen vanaf de buitenkant waar de pest broeden of een huis hebt ingesteld. De plagen zal meestal vallen binnen het huis op zoek naar voedsel, water en onderdak.

Er zijn een aantal maatregelen die genomen kunnen worden om te stoppen met de pest problemen vanaf zelfs begin. De volgende zijn acties die kunnen worden genomen om te voorkomen dat ongedierte krijgen in het huis.

- Regelmatig schone oppervlakken en tellers in het huis te houden van ongedierte weg. Vegen en schoonmaken van de vloeren in het huis, houden van de gerechten, schone, heldere het aanrecht schoon en droog de badkamer. Voedselresten materiaal is een grote lokstof voor insecten zoals kakkerlakken, huisvliegen en mieren.

- Volledig zegel de scheuren en spleten in de gebieden waar utilities Voer het huis en de sierlijsten rondom exteriors deuren en ramen. Barsten zo klein als een centimeter breed een item kunnen punt voor insecten.

- Als u brandhout gebruikt voor verwarming, stapel het hout van de grond in een gebied van het huis. Houd niet brandhout naast de buitenste muren van het huis of onder het huis. Insectenplagen hebben de neiging om te verbergen in het hout te zoeken onderdak en voedsel materiaal.

- Houd kasten en andere vrij van gemorst product bewaarruimten en altijd schoon om insecten weg houden.

- Uitdrogen mops en vodden om te voorkomen dat het aantrekken van ongedierte als gevolg van het vocht bevatten.

- Hebben lampjes die zich direct boven de deuren van de ingang naar het huis. De lichten moeten worden geplaatst in gebieden ver van de deur om ervoor te zorgen dat insecten minder waarschijnlijk scherm moet binnenvliegen zijn wanneer de deuren worden geopend.

- Droge en zegel geïdentificeerd scheuren en spleten in de Stichting waar insecten zijn gevonden en inwerkingtreding van het huis kunnen krijgen.

The Ultimate Guide: 40 natuurlijke zelfgemaakte insectenwerende middelen

- Regelmatige controles van de kelder verdiepingen en blootgesteld houten oppervlakken in de kelder voor vocht dat kan ongedierte aantrekken.
- Houd voedingsmiddelen zoals brood, granen, en crackers in verzegelde containers naar het voorkomen van insectenplagen krijgen in het voedsel.
- Reparatie lekkende zinkt en pijpen rond het huis te elimineren vocht in en rond het huis.
- Afvoer stilstaand water in de tuin of rond het huis. Water fungeert als bloeden grond voor plagen zoals muggen. Voor het zwembad, een fontein heeft de voorkeur om het water circuleert om te vermijden dat er een bloeden plek.
- Regelmatig vacuüm Reinig de meubels in het huis en de tapijten hebt u huisdieren (honden en katten) die kunnen halen van parasieten zoals vlooien als buitenshuis en breng ze in het huis.
- Verwijder huisdier kommen en opruimen na uw huisdieren zijn gevoerd om te voorkomen dat schadelijke organismen worden aangetrokken tot de overgebleven voedsel of water.
- Wacht niet tot de volgende dag naar voedsel u vandaag genoten negeren.
- Huishoudelijk afval in een verzegelde container (moeten een deksel) dat wordt geplaatst in een gebied dat is eenvoudig schoon te houden. Afvalverwerking is een zeer belangrijk aspect van insectenwerende preventie.
- Plant uw groenten en andere tuinplanten in een gebied dat losgekoppeld van het huis, omdat ze als bloeden grond voor insectenplagen handelen

kunnen. Als alternatief, plant insecten afstoten planten in de buurt van het huis om te dienen een tweeledig doel van esthetiek en als een barrière om insecten.

- Duidelijke onkruid en struiken in de tuin en met name die welke in de buurt van het huis.
- Installeer een fijn gaas scherm cover op ongedekte riool te houden weg insectenplagen.
- Controleer regelmatig daken en muren op tekenen van verval of iets dat zou kunnen een potentieel huis voor ongedierte worden
- Vermijd mulch komt in direct contact met de Stichting van het huis.
- U kunt nuttige insecten zoals lieveheersbeestjes en spelen mantis hebt ingevoerd in uw tuin te parasitize op andere insecten die een plaag zijn.
- Vermijd materiaal onder een zwevende vloer om te voorkomen dat schadelijke organismen er bloeden op te slaan.
- Gebruik overlapt in de tuin te vangen de insecten plaag voordat zij in het huis.
- Interplant en roteren gewassen in de tuin om ervoor te zorgen dat schadelijke insecten die specifiek voor een gewas zijn worden geëlimineerd.
- Ten slotte plant insectenwerend middel planten zoals catnip, Tagetes en citronella rond het huis te houden van de plagen van het krijgen in het huis.

Hoofdstuk vijf:

Tips en strategieën om te houden van uw huis ziektevrije

Schadelijke insecten vormen een groot gevaar voor de gezondheid van uw gezin en uw eigendom. Andere schadelijke insecten zijn gewoon een ergernis. De insecten dragen ziekte uitvoering van bacteriën, protozoa en virussen die dodelijk voor ouderen en voor de jonge kinderen blijken kunnen.

De uitbanning van de dreiging van ongedierte moet proberen te bereiken op de oorzaken, liever het behandelen van de symptomen van besmetting. Er zijn strategieën die u nemen kunt om de bescherming van de familie, evenals de eigenschap.

Het huis moet schoon en droog worden gehouden

Het huis heeft de insectenplagen onherbergzame worden aangebracht. Het kan worden bereikt door het wegwerken van bedorven voedsel, permanent water en hygiëne te verbeteren. Houd afval in de container met deksels en deze moet op regelmatige basis worden leeggemaakt.

Onderhouden van uw huis

Houden van uw huis in goede conditie is belangrijk voor een veilige en gezonde omgeving voor uw gezin. Het maakt ook uw huis meer gastvrij voor u en uw gezin en minder uitnodigend voor ongedierte!

Afdichten van alle mogelijke ingangen

The Ultimate Guide: 40 natuurlijke zelfgemaakte insectenwerende middelen

Scheuren, spleten en beschadigde gebieden toestaat insectenplagen hun weg te vinden in het huis. Veel van het insect zal deze ingangspunten echt ruiken. Er zijn gemakkelijk te herkennen zoals gebieden via welke lichtstralen stream via. Controleren op lacunes waar utilities Voer het huis, Controleer voor het missen van de tegels en de hiaten tussen de Stichting en het huis. Regelmatig onderhoud werken rond de huis helpt te houden weg de insecten.

Gebruik van de chemische gratis strategieën

Zelfs met de beste inspanningen, kunnen nog enkele insectenplagen krijgen in het huis. Deze die kunt u omgaan met met behulp van vallen zoals feromoon vallen, vliegen vallen, licht vallen en jar vallen.

Installeren van schermen via de schoorsteen openingen en openingen

De openingen rondom het huis die niet kunnen worden gevuld moeten worden bedekt met specialist schermen of openingen om ervoor te zorgen dat schadelijke insecten Voer niet het huis. Deze schermen moeten moeten naar behoren worden uitgerust en worden gerepareerd of vervangen regelmatig aangezien insectenplagen toegang via verwaarloosde schoorsteen openingen en openingen.

-Rommel het huis

Het verwijderen van de rommel rond het huis en zelfs de rommel buiten het huis. De items die de rommel zoals kartonnen dozen, hout, plastic zakken en kranten vormen zal bevatten verbergen plaatsen voor insectenplagen. Deze items moeten volledig worden verwijderd uit het huis of buiten het huis om te voorkomen dat het bloeden en de verspreiding van insecten in en rond het huis bewaard.

Wijzigen van uw verlichting

Verschillende soorten insecten worden natuurlijk aangetrokken door licht. Termieten en motten zijn meest voorkomende insecten gevonden pesten rond een gloeilamp. De lampjes op de buitenkant moeten worden vervangen als goed vooral die net buiten de ingangen en op de veranda. Het plafond van de veranda gebied moet worden geschilderd blauw dezelfde kleur als de hemel te dwaas de plagen en te voorkomen dat gebouw van nesten.

Verwijdering van afval correct

Voedselpunten en restjes van voedsel in het huis moeten op de juiste wijze worden afgevoerd. Om te voorkomen dat ongedierte, Reinig alle gemorste en overgebleven voedsel van tellers en de vloer. Deze afval voedingsmiddelen moeten worden gehouden in een bak met een deksel. De opslaglocatie moet worden gestationeerd op een locatie uit de buurt van de ingangen van het huis om insecten weg houden. Nest moet worden gewist uit het huis zo dat het doesnot trekken insectenplagen.

Houd uw huis droog

Vocht en water trekken insecten aan het Parlement. Een goed voorbeeld van hoe de kakkerlak houden het huis droog zal helpen zich te van insecten ontdoen is.

Kakkerlakken zal alleen voor een week zonder water overleven, terwijl ze een maand zonder voedsel kunnen overleven.

Uit een wastafel of de badkamer droog te houden deze gebieden moet water worden afgevoerd. MOP weg peddels van water in het huis en de mops volledig uitgedroogd voordat het wordt opgeslagen.

Dakgoten moeten worden geïnstalleerd en hersteld tot directe water uit de buurt van de buitenkant van het huis. Verzorgen van lekkende leidingen en toestellen het huis om droog te houden.

Inspecteren van de dingen die u naar uw huis brengen

Items die u van buiten die het huis grondig moet worden gecontroleerd op schadelijke insecten om ervoor te zorgen dat u niet bij de mensen thuis brengen doen brengen. De lijst met items die moeten worden geïnspecteerd omvat boodschappen en zelfs huisdieren. Zij moeten grondig worden schoongemaakt om ervoor te zorgen dat alle ongedierte zijn gekregen ontdoen van.

Conclusie

Het natuurlijke insectenwerende middelen alle hebben bepaalde beperkingen die we moeten weten om het verbeteren van hun beschermende eigenschappen tegen gemeenschappelijke huishoudelijke insecten huisdieren. We hebben de belangrijkste factoren om te zetten in overweging bij het gebruik van het natuurlijke insectenwerende middelen en insectcides vermeld.

i. aantal: om natuurlijke insectenwerende middelen om doeltreffend te zijn, zou u moeten hebben ze in grote hoeveelheden.

II. gemak en tijd: je moet ook constant controleren op natuurlijke insectenwerende middelen om ervoor te zorgen dat ze nog steeds effectief zijn. De meeste etherische oliën te bieden uitsluitend bescherming voor een beperkte tijdsduur.

III. effectiviteit: sommige natuurlijke stoffen functioneren als insectenwerende middelen maar hebben geen insecticide mogelijkheden. Leren om te onderscheiden van de essentiële oliën volgens hun eigenschappen. Insectenwerende middelen doden insecten niet. Deze insectenwerende middelen verminderen uw blootstelling aan schadelijke insecten door uw lichaamsgeur te maskeren.

Een overgrote meerderheid van het natuurlijke insectenwerende middelen bevatten water in plaats van alcohol als drager basis. Het is een groot voordeel, aangezien water minder volatiel is en niet zo snel als alcohol doet verdampen. Water heeft minimale huidabsorptie, wat betekent dat het meer afstotend op de huid laat.

The Ultimate Guide: 40 natuurlijke zelfgemaakte insectenwerende middelen

Watergedragen producten zal langer duren, omdat er minder moet opnieuw toe te passen.

Tot slot, het natuurlijke insectenwerende afweermiddel en insecticiden zijn veilig voor gebruik. Ze zal helpen bij de controle en voorkomen van uitbraken van ziekten overgebracht door insecten. Veel insecten dragen en ziektes zoals het West Nijl koorts, de ziekte van Lyme, en builenpest verspreiden.

www.ingramcontent.com/pod-product-compliance
Lightning Source LLC
Chambersburg PA
CBHW060227290526
45789CB00003B/1445